50 Air Fryer

Alltagsrezepte

50 Erschwingliche, Schnelle & Einfache Air Fryer-

Rezepte. Frittieren, Backen, Grillen & Braten

Meistgesuchte Familienmahlzeiten

Melanie Turner

Aloisa Neumann

Hinweis auf den Haftungsausschluss:

Bitte beachten Sie, dass die in diesem Dokument enthaltenen Informationen nur zu Bildungs- und Unterhaltungszwecken dienen. Alle Anstrengungen wurden unternommen, um genaue, aktuelle und zuverlässige und vollständige Informationen zu präsentieren. Es werden keine Garantien jeglicher Art erklärt oder impliziert. Die Leser erkennen an, dass der Autor sich nicht an der rechtlichen, finanziellen, medizinischen oder professionellen Beratung beteiligt. Der Inhalt dieses Buches wurde aus verschiedenen Quellen abgeleitet. Bitte wenden Sie sich an einen lizenzierten Fachmann, bevor Sie die in diesem Buch beschriebenen Techniken ausprobieren.

Mit der Lektüre dieses Dokuments erklärt sich der Leser damit einverstanden, dass der Autor unter keinen Umständen für direkte oder indirekte Verluste verantwortlich ist, die durch die Verwendung der in diesem Dokument enthaltenen Informationen

3

entstehen, einschließlich, aber nicht beschränkt auf Fehler, Auslassungen oder Ungenauigkeiten.

Inhaltsverzeichnis

Einleitung

Luftfritteusen arbeiten, indem sie Lebensmittel mit der Zirkulation von heißer Luft kochen. Das macht die Lebensmittel, die Sie hineinstecken, so knusprig, wenn sie herauskommen! Etwas, das als "Maillard-Effekt" bezeichnet wird, geschieht, was eine chemisch induzierte Reaktion ist, die auf die Hitze auftritt, die es für diese Fritteuse in der Lage macht, Lebensmittel in so kurzer Zeit zu bräunen, während Nährstoffe und Geschmack intakt bleiben.

Die Vorteile einer Air Fryer

Eine massive Reduktion des Öls – nicht mehr als ein TL Folie ist notwendig, um Essen in einer Luftfritteuse zu kochen und dennoch erreicht es die gleiche Textur. Weit entfernt von den vielen Tassen Öl, die man verwenden müsste, um Ineinerfritteunde zu kochen. Das Ergebnis ist Nahrung, die nicht in ungesundes Fett eingeweicht wird, das die Arterien verstopfen wird.

Voller Geschmack – der Geschmack des Essens kommt wirklich in einer LuftFritteuse heraus. Trotz der geringen Menge an Öl, die beim "Braten" des Lebensmittels verwendet wird, wird der "gebratene" Geschmack und die Textur erreicht.

Einfache Press-and-Go-Bedienung – Sie müssen nicht mehr über Ihre Pfanne auf Ihrem Herd wachen, während Sie Ihr Essen braten. Das bedeutet auch, dass kein Spritzen von Öl und versehentliche Verbrennungen. Die ganze Magie geschieht in der Kochkammer, stellen Sie einfach Ihre Kochpräferenzen ein, drücken Sie die richtige Taste und lassen Sie die Luftfritteuse die ganze Arbeit erledigen.

Schnelle Garzeiten – Die hohen Temperaturen, die in der Kochkammer zirkulieren, halbieren die üblichen Garzeiten. Dies liegt daran, dass die Wärme während der gesamten Zeit beibehalten wird, was bedeutet, dass Sie sich keine Sorgen über den Verlust von Wärme machen müssen, der Ihre Küche verlangsamt.

Reinigung einfach gemacht – Mit Lebensmittelkörben, die spülmaschinenfest sind, ist es so einfach wie es zu entfernen und hineinzulegen. Die Kochkammer kann leicht mit einem Tuch und einer milden Geschirrspülseife gereinigt werden.

Vielseitig unübertroffen – dieses moderne Gerät ist mehr als nur eine Fritteuse. Sie können auch backen, grillen und brüten darin. Eher ein sehr vielseitiger, Mini Konvektionsofen als eine Fritteuse.

Sicher – Seine Komponenten sind lebensmittelecht und der Kochprozess selbst hilft Ihnen, Küchenunfälle zu vermeiden, die zu Ölverbrennungen führen können. Der Körper der Luftfritteuse wird kaum heiß, auch wenn die Temperatur im Inneren am höchsten ist. Die Verwendung Ihrer Standard-Küchenhandschuhe bietet Ihnen mehr als genug Schutz beim Umgang mit diesem Küchengerät.

Diese Vorteile machen Luft Fritteusen die offensichtliche Wahl, wenn es um gesundes Kochen keine Kompromisse bei Geschmack oder Bequemlichkeit kommt!

Um es zu verstummen, können Luftfritteusen tun, was diese Ölfritteuschen tun, aber in einer viel gesünderen Weise, als Lebensmittel in fettiges und mastendes Öl zu tauchen.

Das Beste aus Ihrer Air Fryer herausholen

Um die Vorteile der Verwendung einer Luftfritteuse zu maximieren, hier sind einige Tipps, die Sie nicht übersehen sollten:

Erste Schritte

• Legen Sie Ihre Luftfritteuse auf eine Ebene und hitzebeständige Küchenplatte, wenn Sie Granitoberflächen haben, ist dies perfekt.

• Vermeiden Sie es in der Nähe der Wand, da dies die Wärme ableiten wird, was zu langsameren Garzeiten führt. Lassen Sie einen Abstand von mindestens fünf Zoll zwischen der Wand und der Luftfritteuse.

• Ofensichere Backbleche und Kuchenpfannen können in der Luftfritteuse unter der Bedingung verwendet werden, dass sie leicht hineinpassen und die Tür schließen kann.

Vor dem Kochen

• Wenn Sie können, immer Ihre Luftfritteuse für 3 Minuten vordem Kochen vorheizen. Sobald der Timer ausgeht, wird er bereit zum Rock'n'Roll sein.

• Verwenden Sie eine handgepumpte Sprühflasche zum Auftragen des Öls. Annahme dieser Methode wird dazu führen, dass Sie weniger Öl verwenden und ist eine einfachere Option im Vergleich zu Bürsten oder Nieselregen. Vermeiden Sie Aerosol-Marken in Dosen, da sie dazu neigen, viele fiese Chemikalien zu haben

• Bei Bedarf immer Brot. Dieser Breading-Schritt sollte nicht verpasst werden. Achten Sie darauf, das Brot fest auf das Fleisch oder Gemüse drücken, so dass die Krümel nicht leicht abfallen.

Beim Kochen

• Zugabe von Wasser in die Luft Fritteuse Schublade beim Kochen von fettreichen Lebensmitteln, um übermäßigen Rauch und Hitze zu verhindern. Verwenden Sie diese Technik beim Kochen von Burgern, Speck, Wurst und ähnlichen Lebensmitteln.

• Sichere leichte Lebensmittel wie Brotscheiben mit Zahnstochern, damit sie nicht herumgeblasen werden.

• Vermeiden Sie es, zu viele Lebensmittel in den Luftfritteusenkorb zu legen. Überfüllung wird zu ungleichmäßigem Kochen führen und auch verhindern, dass das Essen die herrliche knusprige Textur bekommt, die wir alle lieben.

• Das Schütteln der Fritteuse und das Kippen des Essens auf halbem Weg durch den Kochprozess wird empfohlen, um sicherzustellen, dass alles im Inneren gleichmäßig kocht.

• Das Öffnen der Luftfritteuse ein paar Mal, um zu überprüfen, wie das Essen tut, wird die Garzeit nicht beeinflussen, also keine Sorge.

Einmal fertig:

• Entfernen Sie den Korb aus der Schublade, bevor Sie das Essen herausnehmen, um zu verhindern, dass das Öl auf dem Lebensmittel verbleibt, das Sie gerade gebraten haben.

• Die Säfte in der Luft Fritteuse Schublade kann verwendet werden, um köstliche Marinaden und Saucen zu machen. Wenn Sie es zu fettig finden, können Sie es immer in einem Topf reduzieren, um die überschüssige Flüssigkeit loszuwerden.

• Die Reinigung sowohl des Korbes als auch der Schublade nach jedem Gebrauch ist zwingend erforderlich.

Nun, da Sie die Grundlagen der Verwendung der Luftfritteuse kennengelernt haben, kommen wir zum spannenden Teil – es ist Kochzeit!

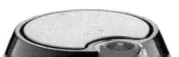

Frühstück

1   Flavorful Bacon Cups

Zubereitungszeit: 10 MinutenKochzeit: 15

MinutenPortionen: 6

Zutaten:

- 6 Speckscheiben

- 6 Brotscheiben

- 1 Jakobsmuschel, gehackt

- 3 Esslöffel grüne Paprika, entkernt und gehackt

- 6 Eier

- 2 Esslöffel fettarme Mayonnaise

Wegbeschreibungen:

1. Die Air Fritteuse auf 375 o F vorheizen und 6 Tassen Muffindose mit Kochspray einfetten.

2. Jede Speckscheibe in eine vorbereitete Muffintasse geben.

3. Die Brotscheiben mit rundem Ausstecher schneiden und über die Speckscheiben legen.

4. Mit Paprika, Jakobsmuschel und Mayonnaise gleichmäßig auftopen und 1 Ei in jedem Muffinbecher knacken.

5. In die Luftfritteuse geben und ca. 15 Minuten kochen.

6. Austeilen und warm servieren.

NUTRITION: Kalorien: 260, Fett: 18g, Kohlenhydrate: 6.9g, Zucker: 1.03g, Protein: 16.7g, Natrium: 805mg

2   Gehackte Kale mit Hackfleisch

Zubereitungszeit: 12 Minuten

Kochzeit: 16 Minuten

Portionen: 4

ZUTATEN:

- 12 unzen Grünkohl
- 1 Tasse Hackfleisch
- 1/2 Teelöffel Salz
- 1/2 Zwiebel, gewürfelt
- 1 Teelöffel gemahlener Paprika
- 1/4 Teelöffel gehackter Knoblauch
- 1 Teelöffel getrockneter Dill
- 1 Teelöffel Olivenöl
- 1 Unzen Mandeln, zerkleinert

DIREKTIONEN:

1. Das Salz, die gewürfelte Zwiebel, den gemahlenen Paprika, den gehackten Knoblauch und den getrockneten Dill in der Rührschüssel vermischen.

2. Das Olivenöl dazugeben und vorsichtig umrühren.

3. Danach das Hackfleisch in den Luftfritteusenkorb geben.

4. Fügen Sie die Olivenölmischung hinzu. Rühren Sie es sorgfältig.

5. Kochen Sie das Hackfleisch für 13 Minuten bei 370 F. Rühren Sie es von Zeit zu Zeit.

6. In der Zwischenzeit den Grünkohl hacken.

7. Fügen Sie den Grünkohl und zerkleinerte Mandeln in das gemahlene Rindfleisch.

8. Rühren Sie es und kochen für 3 Minuten mehr bei 350 F.

9. Dann die gekochte Mahlzeit in die Servierschüsseln geben und servieren!

NUTRITION: Kalorien 180, Fett 7,5, Ballaststoffe 2,7,

Kohlenhydrate 12,2, Protein 17,2

3 Eiweiß mit geschnittenen Tomaten

Zubereitungszeit: 10 Minuten

Kochzeit: 15 Minuten

Portionen: 2

ZUTATEN:

- 1 Tomate, in Scheiben geschnitten
- 2 Eiweiße
- 1/4 Teelöffel gemahlener Paprika
- 1/4 Teelöffel Salz
- 1 Teelöffel Olivenöl
- 1 Teelöffel getrockneter Dill

DIREKTIONEN:

1. Gießen Sie das Olivenöl in die Luft Fritteuse.
2. Dann fügen Sie das Eiweiß hinzu.
3. Das Eiweiß mit Salz, getrocknetem Dill und gemahlenem Paprika bestreuen.
4. Kochen Sie das Eiweiß für 15 Minuten bei 350 F.
5. Wenn das Eiweiß gekocht ist – lassen Sie sie wenig

abkühlen.

6. Legen Sie die Schicht der in Scheiben geschnittenen Tomaten auf den Teller.

7. Dann das Eiweiß grob hacken und über die Tomaten legen.

8. Dienen!

NUTRITION: Kalorien 45, Fett 2,5, Ballaststoffe 0,5, Kohlenhydrate 1,9, Protein4

4   Bananenbrot

Zubereitungszeit: 10 MinutenKochzeit: 20

MinutenPortionen: 8

Zutaten:

- 1 1/3 Tassen Mehl
- 1 Teelöffel Backpulver
- 1 Teelöffel Backpulver
- 1/2 Tasse Milch
- 3 Bananen, geschält und in Scheiben geschnitten
- 2/3 Tasse Zucker
- 1 Teelöffel gemahlener Zimt
- 1 Teelöffel Salz
- 1/2 Tasse Olivenöl

Wegbeschreibungen:

1. Die Air Fritteuse auf 330 o F vorheizen und eine Laibpfanne einfetten.

2. Alle trockenen Zutaten mit den nassen Zutaten zu einem Teig vermischen.

3. Den Teig in die vorbereitete Laibpfanne geben und in einen Luftfritteusenkorb geben.

4. Kochen Sie für etwa 20 Minuten und entfernen Sie aus der Luft Fritteuse.

5. Das Brot in die gewünschte Größe schneiden und warm servieren.

NUTRITION: Kalorien: 295, Fett: 13.3g, Kohlenhydrate: 44g, Zucker: 22.8g, Protein: 3.1g, Natrium: 458mg

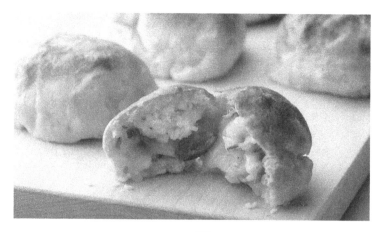

5. Senf Huhn Oberschenkel

Zubereitungszeit: 35 Minuten Portionen: 4

Zutaten:

- 1 1/2 lb. Hähnchenschenklchen, Knochen-in
- 2 EL. Dijon-Senf
- Kochspray
- Eine Prise Salz und schwarzer Pfeffer

Wegbeschreibungen:

1. Nehmen Sie eine Schüssel und mischen Sie die Hähnchenschenklchen mit allen anderen Zutaten und werfen.
2. Legen Sie das Huhn in den Korb Ihres Air Fryer und kochen Sie 30 Minuten lang auf halbem Weg.
3. Dienen

NUTRITION: Kalorien: 253; Fett: 17g; Faser: 3g; Kohlenhydrate: 6g; Protein: 12g

<u>6</u> Tomaten und Avocado

Zubereitungszeit: 8 Minuten Portionen: 4

Zutaten:

- Kirschtomaten; Halbiert
- 2 Avocados, entsteint; geschält und gewürfelt
- 1 1/4 Tasse Salat; Zerrissen
- 1/3 Tasse Kokoscreme
- Eine Prise Salz und schwarzer Pfeffer
- Kochspray

Wegbeschreibungen:

1. Die Luftfritteuse mit Kochspray fetten, tomaten mit Avocados, Salz, Pfeffer und Sahne kombinieren und 5 Minuten lang schütteln

2. In der Salatschüssel den Salat mit den Tomaten und der Avocadomischung vermischen, werfen und servieren.

NUTRITION: Kalorien: 226; Fett: 12g; Faser: 2g; Kohlenhydrate: 4g; Protein: 8g

7 Paprika Chips

Kochzeit: 40 Minuten

Portionen: 4

ZUTATEN:

- 31 Unzen Süßkartoffeln, geschält und in Chips geschnitten
- 1/2 Teelöffel Salz
- 2 Esslöffel Olivenöl
- 1/2 Esslöffel Paprika

DIREKTIONEN:

1. Alle Zutaten in einer Schüssel zusammenwerfen. In eine Pfanne in die Fritteuse geben und 40 Minuten bei 300°Fahrenheit kochen.

NUTRITION: Kalorien: 62, Gesamtfett:6.5g, Kohlenhydrate: 41.5g, Protein: 5.3g

8 Einfacher Quinoa-Eintopf

Zubereitungszeit: 10 Minuten

Kochzeit: 15 Minuten

Portionen: 6

ZUTATEN:

- 1/2 Tasse Quinoa
- 30 Unzen Dosen schwarze Bohnen, entwässert
- 28 Unzen Tomatenkonserven, gehackt
- 1 grüne Paprika, gehackt
- 1 gelbe Zwiebel, gehackt
- 2 Süßkartoffeln, gewürfelt
- 1 Esslöffel Chilipulver
- 2 Esslöffel Kakaopulver
- 2 Teelöffel Kreuzkümmel, gemahlen
- Salz und schwarzer Pfeffer nach Geschmack
- 1/4 Teelöffel geräucherter Paprika

DIREKTIONEN:

1. In der Luft Fritteuse Quinoa, schwarze Bohnen, Tomaten, Paprika, Zwiebeln, Süßkartoffeln, Chilipulver, Kakao, Kreuzkümmel, Paprika, Salz und Pfeffer mischen, rühren, abdecken und kochen auf High für 6 Stunden.
2. In Schüsseln aufteilen und heiß servieren.
3. Genießen!

NUTRITION: Kalorien 342, Fett 6, Ballaststoffe 7, Kohlenhydrate 18, Protein 4

Seiten

9. Minty Erbsen

Zubereitungszeit: 5 Minuten

Kochzeit: 12 Minuten

Portionen: 4

Zutaten:

- 1 Pfund frische Erbsen

- 1 grüne Zwiebel, in Scheiben geschnitten

- 1 Esslöffel Minze, gehackt

- 1/4 Tasse Veggie Lager

- 1 Esslöffel Butter, geschmolzen

- Salz und schwarzer Pfeffer nach Geschmack

Wegbeschreibungen:

1. Legen Sie alle Zutaten in eine Pfanne, die zu Ihrer Luftfritteuse passt und gut mischen.

2. Die Pfanne in die Luftfritteuse geben und bei 370 Grad F 12 Minuten kochen.

3. Zwischen Tellern aufteilen und servieren.

NUTRITION: Kalorien 151, Fett 2, Ballaststoffe 6, Kohlenhydrate 9, Protein 5

10. Zitrone Artischocken

Zubereitungszeit: 10 Minuten

Kochzeit: 25 Minuten

Portionen: 4

Zutaten:

- 2 mittlere Artischocken, getrimmt
- Saft von 1/2 Zitrone
- Ein Nieselregen von Olivenöl
- Salz nach Geschmack

Wegbeschreibungen:

1. Die Artischocken mit dem Öl putzen, mit Salz würzen und in den Korb Ihrer Luftfritteuse geben.

2. Kochen Sie bei 370 Grad F für 20 Minuten.

3. Zwischen Tellern aufteilen, Zitronensaft überall betränkt und servieren.

NUTRITION: Kalorien 151, Fett 3, Ballaststoffe 7, Kohlenhydrate 8, Protein 4

11 Honig geröstete Karotten

Kochzeit: 25 Minuten

Portionen: 4

ZUTATEN:

- 3 Tassen Baby Karotten
- 1 Esslöffel Olivenöl
- 1 Esslöffel Honig
- Salz und Pfeffer nach Geschmack

DIREKTIONEN:

1. Werfen Sie alle Zutaten in eine Schüssel. 12 Minuten in einer Luftfritteuse bei 390°Fahrenheit kochen.

NUTRITION: Kalorien:82,TotalFat: 3.2g, Kohlenhydrate: 2.1g, Protein: 1.0g

12 Zitrus Blumenkohl Mix

Zubereitungszeit: 5 Minuten

Kochzeit: 14 Minuten

Portionen: 4

Zutaten:

- 2 kleine Blumenkohlköpfe, Blüten getrennt
- Saft von 1 Orange
- Eine Prise Paprikaflocken
- Salz und schwarzer Pfeffer nach Geschmack
- 4 Esslöffel Olivenöl

Wegbeschreibungen:

1. Den Blumenkohl mit dem Öl putzen, dann mit Salz, Pfeffer und den Pfefferflocken abschmecken.
2. Den Blumenkohl auf den Korb Ihrer Luftfritteuse geben und bei 380 Grad F 14 Minuten kochen.
3. Zwischen Tellern aufteilen, Orangensaft überall betränkt und servieren.

NUTRITION: Kalorien 151, Fett 7, Ballaststoffe 4, Kohlenhydrate 9, Protein

4

13 Paprika Chips

Kochzeit: 40 Minuten

Portionen: 4

Zutaten:

- 31 Unzen Süßkartoffeln, geschält und in Chips geschnitten
- 1/2 Teelöffel Salz
- 2 Esslöffel Olivenöl
- 1/2 Esslöffel Paprika

DIREKTIONEN:

1. Alle Zutaten in einer Schüssel zusammenwerfen. In eine Pfanne in die Fritteuse geben und 40 Minuten bei 300°Fahrenheit kochen.

NUTRITION: Kalorien: 62, Gesamtfett: 6.5g, Kohlenhydrate: 41.5g, Protein: 5.3g

14 Petersilie & Knoblauch aromatisiert Kartoffeln

Kochzeit: 40 Minuten

Portionen: 4

Zutaten:

- 3l daho Backkartoffeln (mit einer Gabel gestochen
- 2 Esslöffel Olivenöl
- 1 Teelöffel Petersilie
- 1 Esslöffel Knoblauch, gehackt
- Salz nach Geschmack

Wegbeschreibungen:

1. Zutaten in einer Schüssel unterrühren. Die Kartoffeln mit der Mischung reiben.
2. Legen Sie sie in Luft Fritteuse Korb und kochen für 40-Minuten bei 390°Fahrenheit.
3. Zweimal während der Kochzeit zu tosen.

NUTRITION: Kalorien: 97, Gesamtfett: 0.64g, Kohlenhydrate: 25.2g, Protein: 10.2g

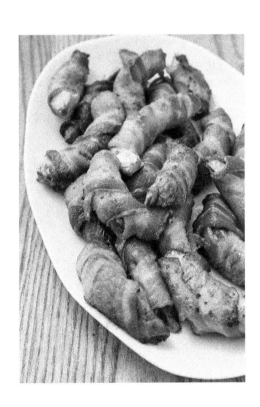

Meeresfrüchte

15. Schnelle und einfache Garnelen

Zubereitungszeit: 10 MinutenKochzeit: 5

MinutenPortionen: 2

Zutaten:

- 1/2 Pfund Tigergarnelen

- 1 Esslöffel Olivenöl

- 1/2 Teelöffel alte Lorbeerwürze

- 1/4 Teelöffel geräucherter Paprika

- 1/4 Teelöffel Cayennepfeffer

- Salz, nach Geschmack

Wegbeschreibungen:

1. Die Air Fritteuse auf 390 o F vorheizen und einen Air Fritteusekorb einfetten.

2. Mischen Sie alle Zutaten in einer großen Schüssel, bis gut kombiniert.

3. Die Garnelen in den Luftfritteusenkorb geben und ca. 5 Minuten kochen lassen.

4. Austeilen und warm servieren.

NUTRITION: Kalorien: 174, Fett: 8.3g, Kohlenhydrate: 0.3g, Zucker: 0g, Protein: 23.8g, Natrium: 492mg

16 Thunfisch-gefüllte Kartoffelboote

Zubereitungszeit: 10 MinutenKochzeit: 16 MinutenPortionen: 4

Zutaten:

- 4 stärkehaltige Kartoffeln, ca. 30 Minuten eingeweicht und abtropfen lassen
- 1, 6-Ouncecan Thunfisch, entwässert
- 2 Esslöffel einfacher griechischer Joghurt
- 1 Jakobsmuschel, gehackt und geteilt
- 1 Esslöffel Kapern
- 1/2 Esslöffel Olivenöl
- 1 Teelöffel rotes Chilipulver
- Salz und schwarzer Pfeffer, nach Geschmack

Wegbeschreibungen:

1. Die Air Fritteuse auf 355 o F vorheizen und einen Air Fritteusekorb einfetten.

2. Die Kartoffeln im Luftfritteuschenkorb anrichten und ca. 30 Minuten kochen lassen.

3. In der Zwischenzeit Thunfisch, Joghurt, rotes Chilipulver, Salz, schwarzen Pfeffer und die Hälfte Jakobsmuschel in einer Schüssel mischen und die Mischung gut zermahlen.

4. Die Kartoffeln aus der Luftfritteuse nehmen und die Kartoffeln längs halbieren.

5. In der Thunfischmischung in die Kartoffeln geben und mit Kapern und Restjakobus auffüllen.

6. In einem Teller austeilen und sofort servieren.

NUTRITION: Kalorien: 281, Fett: 13g, Kohlenhydrate: 15.4g, Zucker: 1.8g, Protein: 26.2g, Natrium: 249mg

17 Lachsfilets und grüne Oliven

Zubereitungszeit: 4 Minuten

Kochzeit: 20 Minuten

Portionen: 4

ZUTATEN:

- 1 Tasse grüne Oliven, entsteint
- 1 Pfund Lachsfilets, knochenlos
- Salz und schwarzer Pfeffer nach Geschmack
- 1 Esslöffel Avocadoöl
- Saft von 1 Limette
- 1 Esslöffel Dill, gehackt

DIREKTIONEN:

1. In einer Backform, die zu Ihrer Luftfritteuse passt, den Lachs mit den grünen Oliven und den anderen Zutaten vermischen, sanft werfen, in Ihre Luftfritteuse einführen und bei 370 Grad F 20 Minuten kochen.
2. Alles zwischen Tellern aufteilen und servieren.

NUTRITION: Kalorien 281, Fett 8, Ballaststoffe 14, Kohlenhydrate 17, Protein 16

18 Chervil Cod

Zubereitungszeit: 10 Minuten

Kochzeit: 20 Minuten

Portionen: 4

ZUTATEN:

- 4 Kabeljaufilets, ohne Knochen
- 1 Esslöffel Kerbel, gehackt
- Saft von 1 Limette
- Salz und schwarzer Pfeffer nach Geschmack
- 1/2 Tasse Kokosmilch
- Ein Nieselregen von Olivenöl

DIREKTIONEN:

1. In einer Backform, die zu Ihrer Luftfritteuse passt, den Kabeljau mit dem Kerbel und den anderen Zutaten mischen, sanft werfen, in Ihre

Luftfritteuse einführen und bei 380 Grad F 20 Minuten kochen.

2. Zwischen Tellern aufteilen und heiß servieren.

NUTRITION: Kalorien 250, Fett 5, Ballaststoffe 6, Kohlenhydrate 15, Protein 18

19 Knusprige Garnelen mit Orange Marmelade Dip

Zubereitungszeit: 25 MinutenKochzeit: 20

MinutenPortionen: 4

Zutaten:

- 8 große Garnelen, geschält und deveined

- 8 Unzen Kokosmilch

- 1/2 Tasse Panko Brotkrumen

- Salz und schwarzer Pfeffer, nach Geschmack

- 1/2 Teelöffel Cayennepfeffer

- Für Dip:

- 1/2 Tasse Orange Marmelade

- 1 Teelöffel Senf

- 1/4 Teelöffel heiße Sauce

- 1 Esslöffel Honig

Wegbeschreibungen:

1. Die Air Fritteuse auf 350 o F vorheizen und einen Air Fritteusekorb einfetten.

2. Kokosmilch, Salz und schwarzen Pfeffer in einer flachen Schale vermischen.

3. Kombinieren Sie Brotkrumen, Cayennepfeffer, Salz und schwarzen Pfeffer in einer anderen flachen Schale.

4. Die Garnelen in Kokosmilchmischung anziehen und dann in die Brotkrumenmischung rollen.

5. Die Garnelen im Luftfritteuschenkorb anrichten und ca. 20 Minuten kochen lassen.

6. In der Zwischenzeit alle Dip-Zutaten mischen und mit Garnelen servieren.

NUTRITION: Kalorien: 316, Fett: 14.7g, Kohlenhydrate: 44.3g, Zucker: 31.1g, Protein: 6g, Natrium: 165mg

20 Ingwer Lachs Mix

Zubereitungszeit: 4 Minuten

Kochzeit: 15 Minuten

Portionen: 4

ZUTATEN:

- 1 Pfund Lachsfilets, knochenlos
- 1 Esslöffel Ingwer, gerieben
- 1 Esslöffel Olivenöl
- 2 Teelöffel Knoblauchpulver
- 1 Esslöffel Zitronensaft
- 1 Esslöffel Dill, gehackt
- Salz und schwarzer Pfeffer nach Geschmack

DIREKTIONEN:

1. In der Pfanne der Luftfritteuse den Lachs mit dem Ingwer und den anderen Zutaten vermischen, die Pfanne in die Luftfritteuse einführen und 15 Minuten bei 380 Grad F kochen.

2. Unterteilen zwischen Tellern und servieren..

NUTRITION: Kalorien 236, Fett 8, Ballaststoffe 12, Kohlenhydrate 17, Protein 16

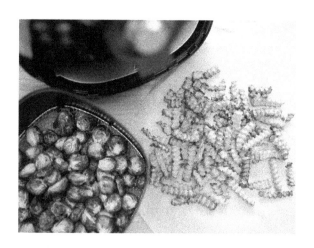

Geflügel

21. Cremiges Huhn und Reis mit Erbsen

Zubereitungszeit: 40 Minuten

Portionen: 4

Zutaten:

- Hühnerbrüste; hautlos, knochenlos und in Viertel geschnitten-1 lb.

- Hühnerbrühe-1 Tasse

- bereits gekochten weißen Reis-1 Tasse

- gehackte Petersilie - 1/4 Tasse

- gefrorene Erbsen-2 Tassen

- Parmesan; gerieben-1 1/2 Tassen

- gehackte Knoblauchzehen; -3

- Olivenöl-1 EL.

- gehackte gelbe Zwiebel-1

- schwere Creme-1/4 Tasse

- Weißwein-1/2 Tasse

- Salz und schwarzer Pfeffer nach Geschmack

Wegbeschreibungen:

1. Würzen Sie Ihre Hähnchenbusen mit Salz und Pfeffer, an diesem Punkt nach und nach die Hälfte des Öls über sie gießen, gut reiben und in Ihren LuftfritteuseBehälter legen und kochen sie bei 360 °F, für 6 Minuten.

2. Erhitzen Sie die Pfanne mit dem Rest des Öls bei mittlerer Wärme, einschließlich Knoblauch, Zwiebel, Wein, Stock, Salz, Pfeffer und gehaltvoller Sahne; mischen, in den Eintopf bringen und 9 Minuten kochen.

3. Bewegen Sie Hähnchenbuss zu einem hitzebeständigen Gericht, das Ihre Luftfritteuse unterbringt, Fügen Sie Erbsen, Reis und Sahne über sie, schleudern, bestreuen Parmesan und Petersilie überall,

4. Fügen Sie die Mischung in Ihre Luftfritteuse und kochen Sie bei 420 °F, für 10 Minuten.

5. Busen und Reis zwischen Tellern heiß servieren.

NUTRITION: Kalorien: 313; Fett: 12; Faser: 14; Kohlenhydrate: 27; Protein: 44

22 Huhn und Tabasco Sauce Mix

Zubereitungszeit: 10 Minuten

Kochzeit: 20 Minuten

Portionen: 4

ZUTATEN:

- 2 Pfund,   hautlos, knochenlos und gewürfelt
- 2 Teelöffel Tabasco-Sauce
- 1 Esslöffel Ingwer, gerieben
- 4 Knoblauchzehen, gehackt
- 1 Tasse Tomatensauce
- Salz und schwarzer Pfeffer nach Geschmack
- 1 Teelöffel Olivenöl
- 1/4 Tasse Petersilie, gehackt

DIREKTIONEN:

1. In der Pfanne der Luftfritteuse das Huhn mit der Tabasco-Sauce und den anderen Zutaten vermischen, in die Luftfritteuse einführen und bei 370 Grad F 20 Minuten kochen.
2. Zwischen Tellern aufteilen und servieren.

NUTRITION: Kalorien 281, Fett 11, Ballaststoffe 12, Kohlenhydrate22, Protein 16

23 Huhn, Leeks und Coriander Mix

Zubereitungszeit: 10 Minuten

Kochzeit: 20 Minuten

Portionen: 4

ZUTATEN:

- 2 Pfund,   hautlos, knochenlos und halbiert
- 2 Lauch, in Scheiben geschnitten
- 2 Esslöffel Koriander, gehackt
- 1 Esslöffel Kurkuma Pulver
- 1 Esslöffel süßer Paprika
- Salz und schwarzer Pfeffer nach Geschmack
- 2 Esslöffel Olivenöl
- 1 Esslöffel Schnittlauch, gehackt

DIREKTIONEN:

1. In der Pfanne der Luftfritteuse das Huhn mit dem Lauch und den anderen Zutaten vermischen, bei 370 Grad F 20 Minuten kochen, zwischen Tellern aufteilen und servieren.

NUTRITION: Kalorien 270, Fett 11, Ballaststoffe 11, Kohlenhydrate 17, Protein 11

24 Huhn und grüne Zwiebeln Stir Fry Rezept

Zubereitungszeit: 26 Minuten

Portionen: 4

Zutaten:

- gehacktes Stück Ingwer Wurzel-1-Zoll
- Fischsauce-2 EL.
- Sojasauce-3 EL.
- gehackte Knoblauchzehen; -4
- Chinesisch fünf Gewürz-1 TL.
- Huhn Drumsticks-10
- Geschmolzene Butter-1 TL.
- grob gehackte grüne Zwiebeln -10
- Kokosmilch-1 Tasse
- Limettensaft-1 EL.
- gehackte Koriander-1/4 Tasse
- Salz und schwarzer Pfeffer nach Geschmack

Wegbeschreibungen:

1. Mischen Sie grüne Zwiebeln mit Ingwer, Knoblauch, Sojasauce, Fischsauce, fünf Schalen, Salz, Pfeffer, Aufstrich und Kokosmilch In Ihrem Futterverarbeiter und Herzschlag die Mischung gut.

2. Hühner mit grünen Zwiebeln mischen In der Schüssel und richtig schleudern,

3. Bewegen Sie alles in den Behälter, der Ihre Luftfritteuse unterbringt und 16 Minuten lang bei 370 °F kocht; die Fritteuse einmal schütteln.

4. Teilen Sie unter den Platten an diesem Punkt bestreuen Koriander auf der Oberseite, und Dusche Kalk quetschen überall

5. Servieren Sie das Abendessen mit einem Seitenteller mit gemischten Grüns.

NUTRITION: Kalorien: 321; Fett: 12; Faser: 12;

Kohlenhydrate: 22; Protein: 20

Fleisch

25 Schweinekotelett-Salat

Zubereitungszeit: 23 Minuten Portionen: 2

Zutaten:

- 2, 4-oz.pork Koteletts; in 1-Zoll-Würfel gehackt
- 1/2 Tasse geschreddert Monterey Jack Käse
- 1 mittlere Avocado; geschält, entsteint und gewürfelt
- 1/4 Tasse Vollfett Ranch Dressing
- 4 Tassen gehackte romaine
- 1 mittlere Roma-Tomate; Gewürfelt
- 1 EL gehackter Koriander
- 1 EL Kokosöl

- 1/2 TL Knoblauchpulver.
- 1/4 TL Zwiebelpulver.
- 2 TL Chilipulver
- 1 TL Paprika

Wegbeschreibungen:

1. Nehmen Sie die große Schüssel, nieselregen Kokosöl über Schweinefleisch. Mit Chilipulver, Paprika, Knoblauchpulver und Zwiebelpulver bestreuen. Schweinefleisch in den Luftfritteusenkorb geben.

2. Stellen Sie die Temperatur auf 400 Grad F ein und stellen Sie den Timer für 8 Minuten ein. Schweinefleisch wird golden und knusprig sein, wenn es vollständig gekocht wird

3. Nehmen Sie eine große Schüssel, legen Sie Romaine, Tomaten und knusprige Schweinefleisch. Top mit geschreddertem Käse und Avocado. Gießen Ranch Dressing um Schüssel

und werfen Sie den Salat gleichmäßig zu beschichten. Top mit Koriander. Sofort servieren.

NUTRITION: Kalorien: 526; Protein: 34.4g; Faser: 8.6g; Fett: 37.0g; Kohlenhydrate: 13.8g

26 Lamm und Mais

Zubereitungszeit: 5 Minuten

Kochzeit: 30 Minuten

Portionen: 4

ZUTATEN:

- 2 Pfund Lamm eintopf Fleisch, gewürfelt
- 1 Tasse Mais
- 1 Tasse Frühlingszwiebeln, gehackt
- 1/4 Tasse Rinderbrühe
- 1 Esslöffel Olivenöl
- Eine Prise Salz und schwarzer Pfeffer
- 2 Esslöffel Rosmarin, gehackt

DIREKTIONEN:

1. In der Pfanne der Luftfritteuse das Lamm mit Mais, Frühlingszwiebeln und den anderen Zutaten vermischen, bestochen und bei 380 Grad F 30 Minuten kochen.

2. Die Mischung zwischen den Tellern aufteilen und servieren.

NUTRITION: Kalorien 274, Fett 12, Ballaststoffe 3, Kohlenhydrate 5, Protein 15

27 Seared Ribeye

Zubereitungszeit: 50 Minuten Portionen: 2

Zutaten:

- 1, 8-oz.ribeye Steak

- 1 EL gesalzene Butter; Weich.

- 1 EL Kokosöl

- 1/2 TL getrocknete Petersilie.

- 1/2 TL rosa Himalaya-Salz

- 1/4 TL gemahlenes Pfefferkorn

- 1/4 TL getrockneter Oregano.

- 1/4 TL Knoblauchpulver.

Wegbeschreibungen:

1. Steak mit Salz und gemahlenem Pfefferkörner reiben. In den Luftfritteusenkorb geben.

2. Stellen Sie die Temperatur auf 250 Grad F ein und stellen Sie den Timer für 45 Minuten ein.

3. Nach timer piept, beginnen Sie die Überprüfung der Erledigtfähigkeit und fügen Sie ein paar Minuten, bis interne Temperatur ist Ihre persönliche Präferenz

4. In der mittleren Pfanne bei mittlerer Hitze Kokosöl hinzufügen. Wenn Öl heiß ist, schnell nach außen und Anrandungen des Steaks bis knusprig und gebräunt. Von der Hitze entfernen und Steak ruhen lassen

5. In einer kleinen Schüssel Butter mit Knoblauchpulver, Petersilie und Oregano

schlagen. Steak in Scheiben schneiden und oben mit Kräuterbutter servieren.

NUTRITION: Kalorien: 377; Protein: 22.6g; Faser: 0.2g; Fett: 30.7g; Kohlenhydrate: 0.6g

<u>28</u> Herbed Rindfleisch und Squash

Zubereitungszeit: 10 Minuten

Kochzeit: 30 Minuten

Portionen: 4

ZUTATEN:

- 2 Pfund Rindfleisch EintopfFleisch, gewürfelt
- 1 Tasse Butternusskürbis, geschält und gewürfelt
- 1 Esslöffel Basilikum, gehackt
- 1 Esslöffel Oregano, gehackt
- Eine Prise Salz und schwarzer Pfeffer

- Ein Nieselregen von Olivenöl

- 2 Knoblauchzehen, gehackt

DIREKTIONEN:

1. In der Pfanne der Luftfritteuse das Rindfleisch mit dem Squash und den anderen Zutaten vermischen, bestochen und bei 380 Grad F 30 Minuten kochen.

2. Zwischen Tellern aufteilen und servieren.

NUTRITION: Kalorien 284, Fett 13, Ballaststoffe 3, Kohlenhydrate 6, Protein 14

<u>29</u> Lime Lamb Mix

Zubereitungszeit: 5 Minuten

Kochzeit: 30 Minuten

Portionen: 4

ZUTATEN:

- 2 Pfund Lammkoteletts

- Saft von 1 Limette

- Zest von 1 Limette, gerieben

- Eine Prise Salz und schwarzer Pfeffer

- 1 Esslöffel Olivenöl

- 1 Teelöffel süße Paprika

- 1 Teelöffel Kreuzkümmel, gemahlen

- 1 Esslöffel Kreuzkümmel, gemahlen

DIREKTIONEN:

1. Im Korb der Luftfritteuse die Lammkoteletts mit dem Limettensaft und den anderen Zutaten vermischen, bei 380 Grad F 15 Minuten auf jeder Seite reiben und kochen.

2. Mit einem Beilagensalat servieren.

NUTRITION: Kalorien 284, Fett 13, Ballaststoffe 3, Kohlenhydrate 5, Protein 15

30 Speck gewickelt Hot Dog.

Zubereitungszeit: 15 Minuten Portionen: 4

Zutaten:

- 4 Scheiben zuckerfreier Speck.

- 4 Rinder-Hot Dogs

Wegbeschreibungen:

1. Wickeln Sie jeden Hot Dog mit scheibe Speck und sichern Sie ihn mit Zahnstocher.

2. In den Luftfritteusenkorb geben.

3. Stellen Sie die Temperatur auf 370 Grad F ein und stellen Sie den Timer für 10 Minuten ein.

4. Flip jeden Hot Dog auf halbem Weg durch die Garzeit. Wenn sie vollständig gekocht ist, wird Speck knusprig sein.

5. Warm servieren.

NUTRITION: Kalorien: 197; Protein: 9.2g; Faser: 0.0g; Fett: 15.0g; Kohlenhydrate: 1.3g

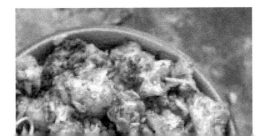

EIER UND MILCHPRODUKTE

31 Mediterrane Eier mit Spinat und Tomate

Zubereitungszeit: 15 Minuten Portionen: 2

Zutaten:

- 2 Esslöffel Olivenöl, geschmolzen

- 4 Eier, beson.

- 5 Unzen frischer Spinat, gehackt

- 1 mittelgroße Tomate, gehackt

- 1 Teelöffel frischer Zitronensaft

- 1/2 Teelöffel grobes Salz

- 1/2 Teelöffel gemahlener schwarzer Pfeffer

- 1/2 Tasse frisches Basilikum, grob gehackt

Wegbeschreibungen:

1. Das Olivenöl in eine Air Fryer Backform geben.

2. Achten Sie darauf, die Pfanne zu kippen, um das Öl gleichmäßig zu verteilen.

3. Kombinieren Sie einfach die restlichen Zutaten, mit Ausnahme der Basilikumblätter; gut bestreuen, bis alles gut integriert ist.

4. Kochen Sie in der vorgeheizten Air Fryer für 8 bis 12 Minuten bei 280 Grad F.

5. Mit frischen Basilikumblättern garnieren.

6. Auf Wunsch warm servieren mit einem Dollop saurer Sahne.

NUTRITION: 274 Kalorien; 23,2 g Fett; 5,7 g Kohlenhydrate; 13,7 g Protein; 2,6 g Zucker; 2,6 g Ballaststoffe

32 Brokkoli-Bisse mit Käsesauce

Zubereitungszeit: 20 Minuten Portionen: 6

ZUTATEN:

- Für die Brokkoli-Bisse:

- 1 mittelgroßer KopfBrokkoli, in Blüten gebrochen

- 1/2 Teelöffel Zitronenschale, frisch gerieben

- 1/3 Teelöffel feines Meersalz

- 1/2 Teelöffel heißer Paprika

- 1 Teelöffel Schalottenpulver

- 1 Teelöffel Steinpilzpulver

- 1/2 Teelöffel granulierter Knoblauch

- 1/3 Teelöffel Selleriesamen

- 1 1/2 Esslöffel Olivenöl

- Für die Käsesauce:

- 2 Esslöffel Butter

- 1 Esslöffel goldene Leinsamenmahlzeit

- 1 Tasse Milch

- 1/2 Tasse Blaukäse

Wegbeschreibungen:

1. Werfen Sie alle Zutaten für die Brokkoli-Bisse in eine Mischschüssel, die die Brokkoli-Blüten von allen Seiten bedeckt.

2. Kochen Sie sie in der vorgeheizten Air Fryer bei 360 Grad für 13 bis 15 Minuten.

3. In der Zwischenzeit die Butter bei mittlerer Hitze schmelzen; Die goldene Leinsamenmahlzeit unterrühren und etwa 1 Min. kochen lassen.

4. Nach und nach in die Milch gießen, ständig rühren, bis die Mischung glatt ist. Zum Kochen bringen und den Käse unterrühren.

5. Kochen, bis die Sauce leicht verdickt ist.

6. Halten Sie Ihren Air Fryer an, mischen Sie den Brokkoli mit der zubereiteten Sauce und kochen Sie weitere 3 Minuten.

7. Bon appétit!

NUTRITION: 176 Kalorien; 13g Fett; 9,8g Kohlenhydrate; 7,2 g Protein; 3,6 g Zucker; 3,3g Ballaststoffe

33 Kale Sauté

Zubereitungszeit: 10 Minuten

Kochzeit: 12 Minuten

Portionen: 4

Zutaten:

- 1 Pfund Baby Grünkohl

- 2 Jakobsmuscheln, gehackt

- 1 Esslöffel Olivenöl

- 2 Esslöffel Balsamico-Essig

- 1/2 Teelöffel Chilipulver

- 1 Teelöffel Koriander, gemahlen

- Salz und schwarzer Pfeffer nach Geschmack

Wegbeschreibungen:

1. Erhitzen Sie die Luftfritteuse mit dem Öl bei 370 Grad F, fügen Sie den Grünkohl, Jakobsmuscheln und die anderen Zutaten, tossen und kochen für 12 Minuten.

2. Die Mischung zwischen den Tellern aufteilen und servieren.

NUTRITION: Kalorien 151, Fett 2, Ballaststoffe 3, Kohlenhydrate 9, Protein 4

<u>34</u> **Avocado und Tomatensalat**

Zubereitungszeit: 10 Minuten

Kochzeit: 12 Minuten

Portionen: 4

Zutaten:

- 1 Pfund Tomaten, in Keile geschnitten
- 2 Avocados, geschält, entsteint und in Scheiben geschnitten
- 2 Esslöffel Avocadoöl
- 1 rote Zwiebel, in Scheiben geschnitten
- 1 Esslöffel Balsamico-Essig
- Salz und schwarzer Pfeffer nach Geschmack
- 1 Esslöffel Koriander, gehackt

Wegbeschreibungen:

1. In Ihrer Luftfritteuse die Tomaten mit den Avocados und den anderen Zutaten kombinieren, tosen und bei 360 Grad F 12 Minuten kochen.

2. Zwischen Tellern aufteilen und servieren.

NUTRITION: Kalorien 144, Fett 7, Ballaststoffe 5, Kohlenhydrate 8, Protein 6

<u>35</u> Chard und Oliven

Zubereitungszeit: 5 Minuten

Kochzeit: 20 Minuten

Portionen: 4

ZUTATEN:

- 2 Tassen roter Mangold, gerissen
- 1 Tasse Kalamata Oliven, entsteint und halbiert
- 1/2 Tasse Tomatensauce
- 1 Teelöffel Chilipulver
- 2 Esslöffel Olivenöl
- Salz und schwarzer Pfeffer nach Geschmack

DIREKTIONEN:

1. In einer Pfanne, die zur Luftfritteuse passt, kombinieren Sie den Mangold mit den Oliven und den anderen Zutaten und Würfen.

2. Die Pfanne in die Luftfritteuse geben, 20 Minuten bei 370 Grad F kochen, zwischen Tellern aufteilen und servieren.

NUTRITION: Kalorien 154, Fett 3, Ballaststoffe 2, Kohlenhydrate 4, Protein 6

<u>36</u> Sesam Brokkoli Mix

Zubereitungszeit: 5 Minuten

Kochzeit: 14 Minuten

Portionen: 4

Zutaten:

- 1 Pfund Brokkoli-Blüten
- 1 Esslöffel Sesamöl
- 1 Teelöffel Sesamsamen, geröstet
- 1 rote Zwiebel, in Scheiben geschnitten

- 1 Esslöffel Limettensaft

- 1 Teelöffel Chilipulver

- Salz und schwarzer Pfeffer nach Geschmack

Wegbeschreibungen:

1. In Ihrer Luftfritteuse den Brokkoli mit dem Öl, den Sesamsamen und den anderen Zutaten kombinieren, 14 Minuten mit 380 Grad F kochen und kochen.

2. Zwischen Tellern aufteilen und servieren.

NUTRITION: Kalorien 141, Fett 3, Ballaststoffe 4, Kohlenhydrate 4, Protein 2

<u>37</u> Cremige Rüben

Zubereitungszeit: 5 Minuten

Kochzeit: 25 Minuten

Portionen: 4

ZUTATEN:

- 2 Pfund Babyrüben, geschält und halbiert

- 1 Tasse schwere Sahne

- 1 Teelöffel Kurkuma Pulver

- Eine Prise Salz und schwarzer Pfeffer

- 2 Esslöffel Olivenöl

- 2 Knoblauchzehen, gehackt

- Saft von 1 Limette

- 1/2 Teelöffel Koriander, gemahlen

DIREKTIONEN:

1. In einer Pfanne, die zu Ihrer Luftfritteuse passt, mischen Sie die Rüben mit der Sahne, Kurkuma und den anderen Zutaten, würfe, die Pfanne in die Fritteuse einführen und bei 400 Grad F 25 Minuten kochen.

2. Zwischen Tellern aufteilen und servieren.

NUTRITION: Kalorien 135, Fett 3, Ballaststoffe 2, Kohlenhydrate 4,

Protein 6

38 Parmesan Chicken Wings

Zubereitungszeit: 30 Minuten Portionen: 4

Zutaten:

- 2 lb.raw Hühnerflügel

- 1/3 Tasse geriebener Parmesankäse.

- 1 EL Backpulver

- 4 EL ungesalzene Butter; Geschmolzen.

- 1/4 TL getrocknete Petersilie.

- 1/2 TL Knoblauchpulver.

- 1 TL rosa Himalaya-Salz

Wegbeschreibungen:

1. Nehmen Sie die große Schüssel, legen Sie Hühnerflügel, Salz, 1/2 TL Knoblauchpulver. und Backpulver, dann tossen.

2. Flügel in den Luftfritteuschenkorb legen

3. Stellen Sie die Temperatur auf 400 Grad F ein und stellen Sie den Timer für 25 Minuten ein.

4. Werfen Sie den Korb zwei oder drei Mal während der Garzeit

5. In einer kleinen Schüssel Butter, Parmesan und Petersilie kombinieren.

6. Entfernen Sie die Flügel aus der Fritteuse und legen Sie sie in die saubere große Schüssel.

7. Gießen Sie die Buttermischung über die Flügel und werfen, bis beschichtet.

8. Warm servieren.

NUTRITION: Kalorien: 565; Protein: 41,8 g; Faser: 0.1g; Fett: 42.1g; Kohlenhydrate: 2.2g

39 Speck Snack

Zubereitungszeit: 15 Minuten

Portionen: 4

ZUTATEN:

- 1 Tasse dunkle Schokolade; Geschmolzen

- 4 Speckscheiben; Halbiert

- Eine Prise rosa Salz

DIREKTIONEN:

1. Jede Speckscheibe in etwas Schokolade tauchen, rosa Salz darüber streuen.

2. Legen Sie sie in den Korb Ihrer Luftfritteuse und

3. 10 Minuten bei 350°F kochen

NUTRITION: Kalorien: 151; Fett: 4g; Faser: 2g; Kohlenhydrate: 4g; Protein: 8g

40 **Käsebrot.**

Zubereitungszeit: 20 Minuten Portionen: 2

Zutaten:

- 1/4 Tasse geriebener Parmesankäse.

- 1 Tasse geschredderter Mozzarella-Käse

- 1 großes Ei.

- 1/2 TL Knoblauchpulver.

Wegbeschreibungen:

1. Mischen Sie alle Zutaten in einer großen Schüssel.

2. Schneiden Sie das Pergamentstück, um in Ihren Luftfritteusenkorb zu passen.

3. Drücken Sie die Mischung in einen Kreis auf dem Pergament und legen Sie in den Luftfritteusenkorb

4. Stellen Sie die Temperatur auf 350 Grad F ein und stellen Sie den Timer für 10 Minuten ein.

NUTRITION: Kalorien: 258; Protein: 19.2g; Faser: 0.1g; Fett: 16.6g; Kohlenhydrate: 3.7g

<u>41</u> Green Beans Snack

Zubereitungszeit: 17 Minuten Portionen: 4

Zutaten:

- 12 Unzen grüne Bohnen; Getrimmt
- 1 Ei; Entführt
- 1 Tasse Parmesan; Geriebener
- 1/4 TL süße Paprika
- Eine Prise Salz und schwarzer Pfeffer

Wegbeschreibungen:

1. Den Parmesan mit Salz, Pfeffer und Paprika verrühren und rühren.
2. Das Ei in eine separate Schüssel geben, die grünen Bohnen in Ei und dann in die Parmesanmischung ausbaggern

3. Die grünen Bohnen im Korb Ihrer Luftfritteuse anrichten und 12 Minuten bei 380°F kochen.

NUTRITION: Kalorien: 112; Fett: 6g; Faser: 1g; Kohlenhydrate: 2g; Protein: 9g

<u>42</u> **Garnelen Snack**

Zubereitungszeit: 15 Minuten

Portionen: 4

ZUTATEN:

- 1lb. Garnelen; geschält und deveined
- 1/4 Tasse Olivenöl
- 3 Knoblauchzehen; Gehackte
- 1/4 TL Cayennepfeffer
- Saft von 1/2 Zitrone
- Eine Prise Salz und schwarzer Pfeffer

DIREKTIONEN:

1. In der Pfanne, die zu Ihrer Luftfritteuse passt, mischen Sie alle

2. Zutaten, toss,

3. In die Fritteuse einführen und 10 Minuten bei 370°F kochen

4. Portionen als Snack

NUTRITION: Kalorien: 242; Fett: 14g; Faser: 2g; Kohlenhydrate: 3g; Protein: 17g

Desserts

<u>43</u> Cremige Chia Samen Pudding

Zubereitungszeit: 35 Minuten Portionen: 6

Zutaten:

- 2 Tassen Kokoscreme

- 1/4 Tasse Chia Samen

- 6 Eigelb, berührt

- 1 EL Ghee; Geschmolzen

- 2 EL Stevia

- 2 TL Zimtpulver

Wegbeschreibungen:

1. Nehmen Sie eine Schüssel und mischen Sie alle Zutaten, Schneebesen, teilen Sie sich in 6 Ramekins, legen Sie sie alle in Ihre Luft Fritteuse und kochen bei 340 °F für 25 Minuten.

2. Die Puddings abkühlen und servieren

NUTRITION: Kalorien: 180; Fett: 4g; Faser: 2 Kohlenhydrate 5g; Protein: 7g

<u>44</u> <u>Süßes Zucchini-Brot</u>

Zubereitungszeit: 50 Minuten Portionen: 12

Zutaten:

- 2 Tassen Mandelmehl
- 3 Eier, gerührt
- 1 Tasse Zucchini, geschreddert
- 3/4 Tasse Schwenk
- 1/2 Tasse Kokosöl; Geschmolzen
- 1 EL Zitronenschale
- 1 TL Vanilleextrakt

- 2 TL Backpulver

- 1 TL Zitronensaft

- Kochspray

Wegbeschreibungen:

1. Nehmen Sie die Schüssel und mischen Sie alle Zutaten außer dem Kochspray und rühren Sie gut.

2. Fetten Sie eine Laibpfanne, die mit dem Kochspray in die Luftfritteuse passt, mit Pergamentpapier auslegen und die Laibmischung hineingießen

3. Die Pfanne in die Luftfritteuse geben und 40 Minuten bei 330°F kochen

4. Abkühlen, in Scheiben schneiden und servieren.

NUTRITION: Kalorien: 143; Fett: 11g; Faser: 1g; Kohlenhydrate: 3g; Protein: 3g

45 Himbeer-Muffins

Zubereitungszeit: 30 Minuten Portionen: 8

Zutaten:

- 3/4 Tasse Himbeeren
- 1/2 Tasse schwenken
- 1/4 Tasse Kokosmehl
- 1/4 Tasse Ghee; Geschmolzen
- 1 Ei
- 3 EL Frischkäse
- 2 EL Mandelmehl
- 1/2 TL Backpulver
- 1/2 TL Backpulver
- 1 TL Zimtpulver
- Kochspray

Wegbeschreibungen:

1. Nehmen Sie eine Schüssel und mischen Sie alle Zutaten außer dem Kochspray und Schneebesen gut.

2. Fett- muffinpfanne, die mit dem Kochspray in die Luftfritteuse passt

3. Gießen Sie die Himbeermischung, legen Sie die Pfanne in die Maschine und kochen sie bei 350°F für 20 Minuten.

4. Die Muffins kalt servieren

NUTRITION: Kalorien: 223; Fett: 7g; Faser: 2g; Kohlenhydrate: 4g; Protein: 5g

46 Kokosnuss und Avocado Pudding

Zubereitungszeit: 2 Stunden

Kochzeit: 2 Minuten

Portionen: 3

Zutaten:

- 1/2 Tasse Avocadoöl

- 4 Esslöffel Zucker

- 1 Esslöffel Kakaopulver

- 14 Unzen Kokosmilch in Dosen

- 1 Avocado, entkernt, geschält und gehackt

Wegbeschreibungen:

1. In einer Schüssel Öl mit Kakaopulver und der Hälfte des Zuckers mischen, gut rühren, in einen gefütterten Behälter geben, 1 Stunde im Kühlschrank aufbewahren und in kleine Stücke schneiden.

2. In Ihrem Schnellkochtopf Kokosmilch mit Avocado und dem Rest des Zuckers mischen, mit einem Tauchmixer mischen, Herd abdecken und 2 Minuten auf High kochen.

3. Schokoladenchips hinzufügen, rühren, Pudding in Schüsseln teilen und im Kühlschrank aufbewahren, bis Sie ihn servieren.

NUTRITION: Kalorien 140, Fett 3, Ballaststoffe 2, Kohlenhydrate 3, Protein

<u>47</u> **Bananenkuchen**

Zubereitungszeit: 10 Minuten

Kochzeit: 1 Stunde

Portionen: 4

Zutaten:

- 1 Tasse Wasser, für den Schnellkochtopf
- 1 und 1/2 Tassen Zucker
- 2 Tassen Mehl
- 4 Bananen, geschält und püriert
- 1 Teelöffel Zimtpulver
- 1 Teelöffel Muskatpulver

Wegbeschreibungen:

1. In einer Schüssel Zucker mit Mehl, Bananen, Zimt und Muskat vermischen, rühren, in eine gefettete Kuchenpfanne gießen und mit Zinnfolie bedecken.

2. Fügen Sie das Wasser zu Ihrem Schnellkochtopf hinzu, fügen Sie Dampfkorb hinzu, fügen Sie Kuchenpfanne hinzu, decken Sie es ab und kochen Sie auf High für 1 Stunde.

3. Schneiden, zwischen Tellern teilen und kalt servieren.

NUTRITION: Kalorien 300, Fett 10, Ballaststoffe 4, Kohlenhydrate

45, Protein

48 **Erdbeere und Chia-Marmelade**

Zubereitungszeit: 10 Minuten

Kochzeit: 4 Minuten

Portionen: 6

Zutaten:

- 2 Esslöffel Chia Samen

- 4 Esslöffel Zucker

- 2 Pfund Erdbeeren, halbiert
- 1/2 Teelöffel Vanilleextrakt
- Zest von 1 Zitrone, gerieben

Wegbeschreibungen:

1. In Ihrem Schnellkochtopf Zucker mit Erdbeeren, Vanilleextrakt, Zitronenschale und Chiasamen mischen, 4 Minuten rühren, abdecken und kochen.

2. Wieder umrühren, in Tassen teilen und kalt servieren

NUTRITION: Kalorien 110, Fett 2, Ballaststoffe 2, Kohlenhydrate 2, Protein

<u>49</u> <u>Blumenkohl Reis und Pflaume Pudding</u>

Zubereitungszeit: 30 Minuten Portionen: 4

Zutaten:

- 4 Pflaumen, entsteint und grob gehackt.

- 1 1/2 Tassen Blumenkohl Reis

- 2 Tassen Kokosmilch

- 2 EL Ghee; Geschmolzen

- 3 EL Stevia

Wegbeschreibungen:

1. Nehmen Sie die Schüssel und mischen Sie alle Zutaten, werfen, teilen Sie sich in Ramekins, legen Sie sie in die Luft Fritteuse und kochen bei 340 °F für 25 Minuten.

2. Abkühlen und servieren

NUTRITION: Kalorien: 221; Fett: 4g; Faser: 1g; Kohlenhydrate: 3g; Protein: 3g

50 Ingwer Cookies Käsekuchen

Zubereitungszeit: 15 Minuten

Kochzeit: 15 Minuten

Portionen: 6

ZUTATEN:

- 2 Tassen Wasser, für den Schnellkochtopf
- 2 Teelöffel Butter, geschmolzen
- 1/2 Tasse Ingwer Kekse, zerbröselt
- 16 Unzen Frischkäse, weich
- 2 Eier
- 1/2 Tasse Zucker

DIREKTIONEN:

1. Eine Kuchenpfanne mit der Butter fetten, Kekkrümel hinzufügen und gleichmäßig verteilen.
2. In einer Schüssel Frischkäse mit einem Mixer schlagen.
3. Eier und Zucker zugeben und sehr gut rühren.
4. Fügen Sie das Wasser zu Ihrem Schnellkochtopf hinzu, fügen Sie Dampfkorb hinzu, fügen Sie Kuchenpfanne innen, decken und kochen auf High für 15 Minuten.
5. Halten Sie Käsekuchen im Kühlschrank für ein paar Stunden, bevor Sie es servieren.

NUTRITION: Kalorien 394, Fett 12, Ballaststoffe 3, Kohlenhydrate 20, Protein

51 Kakaokuchen

Zubereitungszeit: 25 Minuten Portionen: 8

Zutaten:

- 2 Ei

- 1/4 Tasse Kokosmilch

- 4 EL Mandelmehl

- 1 EL Kakaopulver

- 3 EL Schwenk

- 3 EL Kokosöl; Geschmolzen

- 1/2 TL Backpulver

Wegbeschreibungen:

1. Nehmen Sie die Schüssel und mischen Sie alle Zutaten und rühren Sie gut.

2. Gießen Sie diese in eine Kuchenpfanne, die in die Luftfritteuse passt, legen Sie die Pfanne in die Maschine und kochen Sie bei 340°F für 20 Minuten

NUTRITION: Kalorien: 191; Fett: 12g; Faser: 2g; Kohlenhydrate: 4g; Protein: 6g

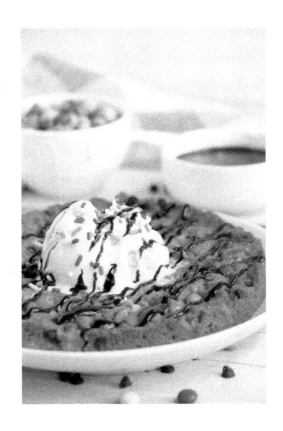

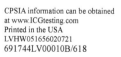

CPSIA information can be obtained
at www.ICGtesting.com
Printed in the USA
LVHW051656020721
691744LV00010B/618

9 781802 412512